Adebayo Sopeju

Infeção aguda pelo VIH entre doentes encaminhados para testes de MP

Adebayo Sopeju

Infeção aguda pelo VIH entre doentes encaminhados para testes de MP

ScienciaScripts

Imprint

Any brand names and product names mentioned in this book are subject to trademark, brand or patent protection and are trademarks or registered trademarks of their respective holders. The use of brand names, product names, common names, trade names, product descriptions etc. even without a particular marking in this work is in no way to be construed to mean that such names may be regarded as unrestricted in respect of trademark and brand protection legislation and could thus be used by anyone.

Cover image: www.ingimage.com

This book is a translation from the original published under ISBN 978-613-4-93834-1.

Publisher:
Sciencia Scripts
is a trademark of
Dodo Books Indian Ocean Ltd. and OmniScriptum S.R.L publishing group

120 High Road, East Finchley, London, N2 9ED, United Kingdom
Str. Armeneasca 28/1, office 1, Chisinau MD-2012, Republic of Moldova, Europe
Printed at: see last page
ISBN: 978-620-8-10246-3

Conteúdo

RESUMO

Na Nigéria, a malária tem sido um grave problema de saúde pública, uma vez que é endémica, com mais de 90% da população total em risco. Descobriu-se que muitas infecções, incluindo a fase aguda da infeção pelo VIH, têm apresentações clínicas semelhantes às da malária. Este estudo foi, por conseguinte, concebido para determinar a prevalência da infeção pelo VIH entre os pacientes suspeitos de terem malária, para detetar e determinar a proporção de pacientes seropositivos com infeção aguda e também para determinar a prevalência da co-infeção pelo VIH e pelo parasita da malária (MP) entre os pacientes que procuram cuidados nos centros de saúde do Estado de Oyo, na Nigéria.

Foi utilizado um método de estudo transversal e foram recrutados para este estudo duzentos e setenta e seis (276) pacientes que foram encaminhados para o teste do parasita da malária (MP) em seis (6) centros de saúde situados na área de governo local de Saki-West e Ibadan-North do Estado de Oyo. Foram recolhidos cerca de 4 ml de sangue venoso dos participantes que deram o seu consentimento para a combinação de testes laboratoriais. Foram utilizados dois ensaios no estudo, um para detetar o antigénio do VIH (p24)-anticorpo utilizando o kit ELISA de quarta geração e o outro para detetar apenas o anticorpo do VIH utilizando o kit ELISA de terceira geração. A infeção aguda pelo VIH foi definida como sendo positiva para o teste antigénio-anticorpo mas negativa para o anticorpo isolado.

Dos 276 pacientes avaliados neste estudo, 27 (9,8%) tinham infeção por VIH, entre os quais 10 (3,6%) tinham infeção por VIH estabelecida, enquanto 16 (5,8%) preenchiam os critérios de infeção aguda por VIH. Observou-se também que não havia diferença significativa na prevalência da infeção pelo VIH entre os dois locais utilizados - Saki (9,9%) e Ibadan (9,7%). Verificou-se que a prevalência da infeção pelo VIH era mais elevada nos doentes do grupo etário 10-19 e mais baixa no grupo etário 20-29.

O estudo concluiu que a prevalência da infeção aguda pelo VIH no Estado de Oyo é de 5,8%, e a prevalência da co-infeção pelo VIH e pelo parasita da malária no Estado de Oyo é de 11,0%.

Antecedentes

Estima-se que um total de 36 milhões de pessoas vivam com VIH/SIDA em todo o mundo, sendo que uma percentagem elevada (95%) vive em países em desenvolvimento e, de todas as regiões do mundo, a África Subsariana é a que mais sofre com a epidemia de VIH/SIDA (UNAIDS, 2008). O primeiro caso de SIDA na Nigéria foi registado em 1986 e, desde então, a epidemia tem crescido constantemente. As estimativas indicam que o número de pessoas que vivem com VIH/SIDA na Nigéria em 2003 se situava entre 3,2 e 3,8 milhões (2003 HIV Sentinel Survey). A taxa de prevalência do VIH tem aumentado constantemente de 1,8% em 1991 para 5,8% em 2001 e um ligeiro declínio para 4,4% em 2005. Atualmente, a Nigéria tem uma taxa de prevalência de 4,1% (Nigeria HIV website, 2013). As estimativas epidémicas de acordo com a USAID (2008) revelam que os adultos na Nigéria com idades compreendidas entre os 15 e os 49 anos têm uma taxa de prevalência entre 2,3% e 3,8%, enquanto o grupo etário dos 20 aos 24 anos tem a prevalência nacional mais elevada (5,6%). Esta informação revela que a força de trabalho ativa é grandemente afetada, o que tem enormes consequências para a geração futura imediata e remota. A Agência Nacional de Controlo da SIDA (NACA) previu que, até ao ano 2015, o número estimado de mortes por SIDA na Nigéria será de 8 milhões (UNAIDS, 2008). Para responder eficazmente à epidemia de VIH/SIDA, é necessário compreender os factores que aumentam o risco e a vulnerabilidade dos indivíduos ao VIH (Lamptey, *et al*, 2006) e estar preparado para a prevenção através do diagnóstico precoce na fase aguda da infeção.

Na Nigéria, a malária tem sido um grave problema de saúde pública, uma vez que é endémica, com mais de 90% da população total em risco (RBM, 2005; FHM, 2005). A malária é responsável por 60% das consultas externas e 30% das hospitalizações de crianças com menos de cinco anos de idade na Nigéria (Nigeria Malaria Fact Sheet, 2011). A gravidade da malária é sentida pelas pessoas que vivem nas regiões urbanas e é pior entre os habitantes das zonas rurais (Klinkenberg *et al.*, 2005), com um risco acrescido de malária clínica, doença grave, aumento da transmissão de infecções de mãe para filho, aumento da transmissão de infecções sexuais e parenterais, hospitalização e morte (Nigeria Malaria Fact Sheet, 2011). Este quadro é preocupante, uma vez que cerca de dois terços das populações vivem em zonas rurais, que frequentemente não dispõem de muitos equipamentos sociais modernos e instalações de saúde (National Population Commission, 2013). Foi também referido que pelo menos 50% da população sofre de pelo menos um episódio de paludismo por ano (RBM, 2005; FHM,

2005).

Muitos estudos demonstraram que a infeção pelo VIH-I aumenta o risco e a gravidade da malária (Channdramohan *et al.*, 1998, OMS, 2004). A infeção também aumenta a incidência de malária clínica entre os adultos (Whitworth, *et al.*, 2000). Por outro lado, a infeção aguda por paludismo também aumenta a carga viral do VIH e reforça a transmissão do VIH e a progressão mais rápida da doença, com implicações significativas para a saúde pública (Ned et al., 2005). Descobriu-se que muitas infecções, incluindo a fase aguda da infeção pelo VIH, têm apresentações clínicas semelhantes às da malária (Hecht *et al.*, 2002; Kuo *et al.*, 2005). Por conseguinte, tendo em conta a elevada prevalência da malária na Nigéria e a semelhança da sua apresentação clínica com a infeção aguda pelo VIH, é quase uma tendência natural que os médicos e os prestadores de cuidados de saúde, nesta parte do mundo, diagnostiquem a malária nos doentes com infeção aguda pelo VIH.

A infeção aguda pelo VIH é um termo utilizado para designar a fase mais precoce da infeção pelo VIH, quando uma pessoa é infetada pela primeira vez com o vírus VIH e, por vezes, também é designada infeção primária pelo VIH (CDC Patient Information Sheet). A infeção aguda pelo VIH (IHA) representa também o período inicial de destruição rápida e generalizada das células imunitárias e de viremia descontrolada após a aquisição do VIH. Este período dura normalmente cerca de 4 semanas, durante as quais a infecciosidade do VIH é mais elevada (Wawer *et al.*, 2005). Os indivíduos com infeção aguda pelo VIH-1 (IHA), que procuram frequentemente os cuidados de saúde devido a sintomas anteriores à seroconversão (Sanders *et al.*, 2011), são altamente contagiosos (Cohen *et al.*, 2010) e podem ser responsáveis por um grande número de novas infecções pelo VIH-1 (Brenner *et al.*, 2007). Embora alguns indivíduos com AHI sejam assintomáticos, a maioria apresenta uma doença aguda "semelhante à malária" cerca de 2 semanas após a infeção (Lindback *et al.*, 2010).

Em 2010, Bebell *et al.* referiram que 1-3% dos adultos que procuraram cuidados por suspeita de malária no Uganda tinham, na realidade, uma infeção aguda ou precoce pelo VIH (Bebell *et al.*, 2010). Além disso, em 2014, um estudo realizado na costa do Quénia mostrou que a AHI se tornou tão comum como a malária entre os jovens adultos febris que procuram cuidados nas unidades de cuidados primários (Sanders *et al.*, 2014). Os sintomas mais comuns da AHI incluem febre, dores articulares e musculares, dores de cabeça, fadiga, diarreia e, por vezes, erupção cutânea (Sanders *et al.*, 2011). Além disso, na sua observação durante a ação de sensibilização e aconselhamento e teste do VIH da NACA/MDG, em novembro de 2014, em Kafanchan, no Estado de Kaduna, o Professor John Idoko, Diretor-Geral da NACA, afirmou que 40% dos cerca de 3,2 milhões de nigerianos que vivem com o VIH não têm conhecimento do seu estado serológico e que esta população não diagnosticada e não tratada representa um reservatório infetado que aumenta a transmissão do VIH. Por conseguinte, o diagnóstico e o início imediato da TARV para os casos com AHI foram identificados como uma "prioridade científica máxima" para a prevenção do VIH (Cohen *et al.*, 2013). De facto, um grande obstáculo aos programas de "tratamento como prevenção" (TasP) é a dificuldade em encontrar e tratar as pessoas com maior risco de transmissão do VIH-1 (Cohen *et al.*, 2013).

Questão de investigação

1.   Qual é a prevalência da infeção pelo VIH entre os pacientes com suspeita de malária em Ibadan e Saki?

2.   Qual a proporção de indivíduos infectados pelo VIH que se encontram na fase aguda da infeção pelo VIH?

3.   Qual é a prevalência da co-infeção pelo VIH-1 e pelo parasita da malária (MP) entre os pacientes que procuram cuidados nos centros de saúde do Estado de Oyo, na Nigéria?

JUSTIFICAÇÃO

É necessário identificar as pessoas na fase aguda da infeção pelo VIH na Nigéria, uma vez que a prevalência de novas infecções pelo VIH está a aumentar no país, apesar dos anti-retrovirais disponíveis. Em 2014, um estudo realizado na costa do Quénia mostrou que a AIH se tornou tão comum como a malária entre os jovens adultos febris que procuram cuidados nas unidades de cuidados primários (Sanders *et al.*, 2014). Além disso, a malária é responsável por 60% das consultas externas e 30% das hospitalizações entre crianças com menos de cinco anos de idade na Nigéria (Nigeria Malaria Fact Sheet, 2011). Estes factores informaram a seleção deste grupo para este estudo. Igualmente digno de nota é o facto de a maioria dos indivíduos na fase aguda da infeção pelo VIH continuar, sem mudança de comportamento, a transmitir a infeção, uma vez que não se apercebem do seu estado de VIH, e os estudos demonstraram que até 50% das transmissões do VIH ocorrem durante as fases agudas e iniciais da doença (Brenner, *et al.*, 2007; Remien, *et al.*, 2009). Isto significa que qualquer política relativa à infeção pelo VIH que não tenha em conta os indivíduos infectados de forma aguda apenas corresponderá a metade do objetivo real. Por conseguinte, este estudo foi concebido para determinar a prevalência da infeção aguda pelo VIH no Estado de Oyo, que poderia ser utilizada para facilitar o combate eficaz à infeção pelo VIH.

AIM

Detetar a infeção aguda pelo VIH-1 em doentes suspeitos de malária no Estado de Oyo, na Nigéria

1.5 OBJECTIVOS

Os objectivos do estudo foram os seguintes

- determinar a prevalência da infeção pelo VIH entre os pacientes suspeitos de terem malária em Ibadan e Saki;

- detetar e determinar a proporção de pacientes VIH positivos com infeção aguda;

- Determinar a prevalência da co-infeção VIH-I e do parasita da malária (MP) entre os pacientes que procuram cuidados nos centros de saúde do Estado de Oyo, na Nigéria.

METODOLOGIA

Área de estudo

Para o estudo, foram escolhidas zonas rurais e urbanas do Estado de Oyo, especificamente comunidades das áreas governamentais locais (LGA) de Saki-West e Ibadan-North, respetivamente. Saki é uma das zonas rurais em desenvolvimento do Estado de Oyo. A sede do governo local de Saki-West situa-se na cidade de Saki. Saki é uma cidade situada na parte norte do Estado de Oyo, no oeste da Nigéria. Limita a norte com a área da administração local de Baruteen do Estado de Kwara, a oeste com a República do Benim, a leste com Saki Este e a sul com a área da administração local de ATISBO. A administração local de Saki-West tem uma população de cerca de 388 225 habitantes, segundo o recenseamento de 2006. O principal grupo étnico é o Yoruba, mas residem na cidade pessoas de outros estados do norte da Nigéria e da República do Benim. Saki tem três centros médicos importantes (Hospital Estatal, Centro Médico Batista e Hospital Muçulmano), clínicas privadas e centros de saúde primários.

Local de estudo

Os hospitais (State Hospital, Muslim Medical Foundation e Baptist Medical Centre, Saki) e os centros de saúde (Olomopupo Maternity Centre e Tumise Maternity and Welfare Centre, Saki) foram os locais de estudo utilizados para a cidade de Saki, enquanto o Adeoyo Maternity Hospital foi utilizado como local de estudo para a cidade de Ibadan. O Centro Médico Batista (BMC) e a Fundação Médica Muçulmana são os hospitais-escola de Saki. O BMC está situado na zona de Ajegunle, que parece ser o coração da cidade, enquanto a Fundação Médica Muçulmana está situada ao longo da estrada de Ogbooro. O BMC, de acordo com a minha observação pessoal, tem um patrocínio muito mais elevado e uma cobertura mais alargada do que a Muslim Medical Foundation em termos de número de pacientes por dia e da localização residencial dos pacientes que visitam o hospital para intervenção médica. Os outros centros de saúde também são visitados pelos pacientes do bairro, uma vez que são mais económicos para as pessoas com baixos rendimentos, que são a maioria da população, e também estão prontamente disponíveis para casos de emergência e casos médicos menores.

A Maternidade Adeoyo está situada na zona de Yemetu, em Ibadan, e serve muitas zonas de Ibadan, uma vez que dispõe de bom pessoal médico e é relativamente mais barata. Atrai pacientes de muitas partes da cidade, especialmente mulheres grávidas e crianças. Dispõe de várias instalações médicas e paramédicas onde são atendidos muitos casos médicos sem discriminação de género ou idade.

Foi recolhido um total de 100 amostras durante dois meses, entre janeiro de 2015 e fevereiro de 2015. 99% eram nigerianos e 1% era ganês, sendo que 83,0% (83) eram iorubas, 9,0% (9) eram igbos, 3,0% (3) eram hauçás e 4,0% (4) eram de outras etnias da Nigéria. Setenta e quatro (74%) eram cristãos e vinte e seis (26,0%) eram de religião islâmica. Sessenta e quatro (64,0%) participantes eram casados, 5 (5,0%) eram viúvos, 1 (1,0%) era divorciado e 30 (30,0%) eram solteiros.

População do estudo

Os participantes recrutados para este estudo incluíram indivíduos de todas as faixas etárias e origens étnicas que visitaram o centro médico com febre persistente e/ou sintomas de malária após a obtenção dos consentimentos dos indivíduos (para adultos) ou dos pais (para crianças). Foi recolhido um total de 276 amostras entre dezembro de 2014 e março de 2015. 98,7% eram nigerianos, enquanto 1,3% eram provenientes de outros países (Gana e República do Benim). Entre a população do estudo, 87,4% eram Yoruba, 7,2 eram Hausa e 4,2% eram Igbo.

Conceção do estudo

Trata-se de um estudo descritivo transversal destinado a detetar a infeção aguda pelo VIH-1 nas zonas rurais e urbanas do Estado de Oyo entre os doentes com suspeita de malária. Os dados e a amostra de sangue serão recolhidos diretamente de cada participante num único momento.

Tamanho das amostras

Foi recolhido um número total de 276 amostras de sangue venoso de participantes que deram o seu consentimento e que se suspeitava terem malária nos locais de estudo.

Técnica de amostragem

Para este estudo, foi utilizada uma técnica de amostragem conveniente para recrutar participantes que vieram ao hospital e que o pessoal médico suspeitou que tinham malária com base na sua apresentação clínica.

Critérios de inclusão

Foram incluídos os doentes que apresentavam um quadro febril ou que se suspeitava terem malária nos hospitais ou centros de saúde das comunidades selecionadas.

Critérios de exclusão

Os doentes que foram encaminhados para o laboratório para quaisquer outros testes laboratoriais para além do teste do parasita da malária (MP) foram excluídos deste estudo.

Instrumentos) para a recolha de dados

Foi utilizado um questionário estruturado para recolher informações demográficas e clínicas dos participantes após o seu consentimento, consoante o caso (ver o questionário em anexo).

Recolha de amostras

Foi recolhido um total de 276 amostras de sangue de doentes que apresentavam estados febris nos hospitais e nos centros de saúde primários. Os doentes que deram o seu consentimento informado foram recrutados para o estudo. Foram colhidos cerca de 5 ml de sangue de cada doente por um flebotomista, utilizando uma agulha e uma seringa estéreis, depois de esterilizar o local da venopunção com algodão embebido em etanol a 70%. O sangue recolhido foi armazenado sob refrigeração num frasco de amostra Vacutainer EDTA. As amostras de sangue foram centrifugadas e o plasma recolhido com uma pipeta de Pasteur e colocado em frascos criogénicos. Os frascos criogénicos contendo plasma foram então armazenados no congelador disponível. As amostras com o plasma foram transportadas em condições de frio para o laboratório. Cada amostra foi etiquetada com um número de identificação que indicava a área de recolha da amostra, o número de série no questionário e a data de recolha.

Análises laboratoriais

Deteção de Ag/Ab do VIH

Princípio do teste

O WANTAI HIV 1+2 Ag/Ab ELISA é um kit de imunoensaio enzimático em "sanduíche", com incubação em duas etapas, que utiliza tiras de micropoços de poliestireno pré-revestidas com antigénios recombinantes do HIV (HIV-1 gp41, gp120 recombinante e HIV-2 gp36 recombinante) e anticorpos anti-HIV (p24). Numa primeira fase, são adicionados aos poços anticorpos anti-HIV (p24) biotinilados juntamente com a amostra de plasma do doente. Durante a incubação, os anticorpos específicos do VIH-1/2, se presentes na amostra, serão capturados nos poços. Simultaneamente, se o antigénio do VIH p24 estiver presente na amostra, também será capturado como um complexo "sanduíche" de anticorpos duplos constituído pelos anticorpos revestidos - anticorpos p24-biotinilados. Os micropoços são então lavados para remover as proteínas séricas não ligadas. A deteção do complexo antigénio HIV p24 capturado - anticorpos p24-biotinilados ou anticorpos HIV-1/2 é conseguida durante a segunda fase de incubação através da adição da enzima peroxidase de rábano (HRP), que foi conjugada com os segundos antigénios recombinantes do HIV-1/2 e com avidina.

Deteção de P24: quando o p24 é capturado no interior do poço, a avidina reage com a biotina e liga a HRP ao complexo Ab-p24-Ab

Deteção do VIH-1/2: quando os anticorpos do VIH1/2 são capturados nos poços, os antigénios conjugados com HRP ligam-se aos anticorpos capturados, formando um imunocomplexo "sanduíche" Ag-Ab-Ag (HRP).

Os micropoços são lavados para remover o conjugado não ligado e são adicionadas soluções de cromogénio aos poços. Nos poços que contêm o imunocomplexo em "sanduíche" Ag-Ab-Ag (HRP), os cromogéneos incolores são hidrolisados pela HRP ligada, formando um produto de cor azul. A cor azul torna-se amarela depois de parar a reação com ácido sulfúrico. A intensidade da cor pode ser medida e é proporcional à quantidade de anticorpos ou p24 capturados nos poços e às amostras, respetivamente. Os poços que contêm amostras negativas para anti-HIV-1/2 ou p24 permanecem incolores.

Procedimento de ensaio

1.   O tabuleiro de transporte e as tiras foram retirados da bolsa de proteção e etiquetados em conformidade.

2.   Preparou-se uma solução de lavagem diluída.

3.   Os seguintes produtos foram aplicados diretamente sem lavagem prévia da placa

20 µl de conjugado de biotina em cada poço

100 µl de controlo positivo HIV Ag no poço designado,

100 µl de controlo positivo HIV Ab no poço designado,

100 µl de controlo negativo nos poços designados,

100 µl do provete 1 no poço A1

100 µl do provete 2 no poço B1 ,etc....

4.   Após toda a distribuição da amostra/espécime, a microplaca foi coberta com filme

adesivo.

5.	A microplaca foi incubada a cerca de 37° C durante 60 minutos.

6.	A película adesiva foi removida após a incubação, o conteúdo dos alvéolos foi aspirado e lavado pelo menos 5 vezes com um lavador de microplacas ELISA. A placa foi seca, virando-a várias vezes ao contrário sobre papel absorvente.

7.	Distribuir 100 µl de soluções de conjugado de HRP em todos os poços.

8.	A placa foi coberta com uma nova película adesiva e incubada durante 30 minutos a 37° C.

9.	Após a incubação, a película adesiva foi removida; o conteúdo foi esvaziado e lavado, no mínimo, 5 vezes com uma máquina de lavar microplacas, tal como descrito acima.

10.	Foram adicionados 50 µl de solução de cromogénio A e 50 µl de solução de cromogénio B a cada poço e incubados a 37° C durante 15 minutos, evitando a luz.

11.	Foram adicionados 50µl de solução de paragem a cada poço.

12.	Durante pelo menos 2 minutos após a adição da solução de paragem e nos 30 minutos seguintes à paragem da reação, a densidade ótica da placa foi lida a 450/650 nm utilizando um leitor de placas.

13.	Foi verificada a concordância entre as leituras espectrofotométricas e visuais e os planos de distribuição e identificação das placas e das amostras.

Cálculo e interpretação do resultado

A presença ou ausência de antigénio do VIH detetável ou de anticorpos contra o VIH-1 e/ou VIH-2 é determinada comparando a absorvância medida para cada amostra com o valor de corte calculado.

1.	Calcular a absorvância média do controlo negativo (NC)

$$= \frac{OD\ (B1) + OD\ (C1) + OD\ (D1)}{3}$$

2.	Calcular o valor de corte

O valor-limite é dado pela fórmula:

$CQ = NC + 0{,}12$

<u>**Interpretação dos resultados**</u>

Resultado negativo: as amostras que apresentam uma absorvância inferior ao valor de corte são negativas para este ensaio, o que indica que não foram detectados anticorpos contra o HIV-1/2 ou antigénio p24 com o WANTAI HIV 1+2 Ag/Ab ELISA, pelo que o doente provavelmente não está infetado com o HIV1/2 e a unidade de sangue não contém anticorpos contra o HIV-1/2 ou antigénio p24 e pode ser transfundida nos casos em que outros marcadores de doenças infecciosas também estejam ausentes.

Resultado Positivo: as amostras com uma absorvância igual ou superior ao valor de Cut-off são consideradas inicialmente reactivas, o que indica que foram detectados anticorpos contra o VIH1/2 e/ou antigénio p24 utilizando o WANTAIHIV 1+2 Ag/Ab ELISA.

Limítrofe: as amostras com rácio absorvância/corte entre 0,9 e 1,1 são consideradas limítrofes e é necessário testar novamente estas amostras em duplicado para confirmar o resultado inicial. As reacções não repetíveis são frequentemente causadas por:

NB: É aconselhável voltar a testar em duplicado as amostras correspondentes quando os sistemas e os procedimentos laboratoriais o permitirem.

- Lavagem inadequada da microplaca,

- Contaminação de amostras negativas por soro ou plasma com um título elevado de anticorpos,

- Contaminação da solução do substrato por agentes oxidantes (lixívia, iões metálicos, etc.).

- Contaminação da solução de paragem.

Se, após a repetição do teste, a absorvância de um dos duplicados for igual ou superior ao valor-limite, o resultado inicial é repetível e a amostra é declarada positiva pelo teste WANTAIHIV 1+2 Ag/Ab ELISA, sujeito às limitações do procedimento.

Deteção de anticorpos contra o VIH

Princípio do teste

O kitAiD™ anti-HIV 1+2 ELISA é um kit de imunoensaio enzimático em "sanduíche", com incubação em duas etapas, que utiliza tiras de micropoços de poliestireno pré-revestidas com antigénios recombinantes do VIH expressos em *E. coli* (VIH-1 gp41, gp120 recombinante e

VIH-2 gp36 recombinante) e anticorpos anti-VIH (p24). Numa primeira fase, a amostra de soro ou plasma do doente é adicionada aos poços. Durante a primeira fase de incubação, os anticorpos específicos do VIH-1/2, se estiverem presentes na amostra, serão capturados dentro dos poços. Os micropoços são então lavados para remover as proteínas do soro não ligadas. Adiciona-se um segundo conjunto de antigénios recombinantes conjugados com a enzima peroxidase de rábano (conjugado HRP) e que exprimem o mesmo epítopo que o antigénio pré-revestido e, durante a segunda incubação, ligam-se ao anticorpo capturado. Os micropoços são lavados para remover o conjugado não ligado e são adicionadas soluções de cromogénio aos poços. Nos poços que contêm o imunocomplexo em "sanduíche" antigénio-anticorpo-antigénio (HRP), o cromogénio incolor é hidrolisado pelo conjugado HRP ligado a um produto de cor azul. A cor azul torna-se amarela depois de a reação ser interrompida com ácido sulfúrico. A intensidade da cor pode ser medida e é proporcional à quantidade de anticorpos capturados nos poços e à amostra, respetivamente. Os poços que contêm amostras negativas para anti-HIV 1/2 permanecem sem cor.

Procedimento

1. O tabuleiro de transporte e as tiras foram retirados da bolsa de proteção e etiquetados em conformidade.

2. Preparou-se uma solução de lavagem diluída.

3. Os seguintes produtos foram aplicados diretamente sem lavagem prévia da placa

100 µl de controlo positivo HIV Ab no poço designado,

100 µl de controlo negativo nos poços designados,

100 µl do provete 1 no poço A1

100 µl do provete 2 no poço B1,etc....

4. Após a distribuição de todas as amostras/amostras, a microplaca foi coberta com película adesiva.

5. A microplaca foi incubada a cerca de 37° C durante 30 minutos.

6. A película adesiva foi removida após a incubação, o conteúdo dos alvéolos foi aspirado e lavado pelo menos 5 vezes com um lavador de microplacas ELISA. A placa foi seca virando-a várias vezes ao contrário sobre papel absorvente.

7.   Distribuir 100 µl de soluções de conjugado de HRP em todos os poços.

8.   A placa foi coberta com uma nova película adesiva e incubada durante 30 minutos a 37º C.

9.   Após a incubação, a película adesiva foi removida; o conteúdo foi esvaziado e lavado, no mínimo, 5 vezes com uma máquina de lavar microplacas, tal como descrito acima.

10.   Foram adicionados 50 µl de solução de cromogénio A e 50 µl de solução de cromogénio B a cada poço e incubados a 37º C durante 15 minutos, evitando a luz.

11.   Foram adicionados 50µl de solução de paragem a cada poço.

12.   Durante pelo menos 2 minutos após a adição da solução de paragem e nos 30 minutos seguintes à paragem da reação, a densidade ótica da placa foi lida a 450/650 nm utilizando um leitor de placas.

13.   Foi verificada a concordância entre as leituras espectrofotométricas e visuais e os planos de distribuição e identificação das placas e das amostras.

Cálculo e interpretação do resultado

A presença ou ausência de antigénio do VIH detetável ou de anticorpos contra o VIH-I e/ou VIH-2 é determinada comparando a absorvância medida para cada amostra com o valor de corte calculado.

Calcular a absorvância média do controlo negativo (NC)

$$= \underline{QD\ (Bl) + QD\ (Cl) + QD\ (Dl)}\ 3$$

Calcular o valor de corte

O valor de corte é dado pela fórmula: $CQ = NC + 0{,}12$

<u>**Interpretação dos resultados**</u>

Resultado negativo: as amostras que apresentam uma absorvância inferior ao valor de corte são negativas para este ensaio, o que indica que não foram detectados anticorpos contra o VIH 1/2 com o AiD™ anti-HIV 1+2 ELISA, pelo que o doente provavelmente não está infetado com o VIH1/2 e a unidade de sangue não contém anticorpos contra o VIH 1/2 e pode ser transfundida em casos em que outros marcadores de doenças infecciosas também estejam ausentes.

Resultado Positivo: as amostras que apresentam uma absorvância igual ou superior ao valor Cut-off são consideradas inicialmente reactivas, o que indica que foram detectados anticorpos contra o VIHl/2 utilizando o AiD™ anti-HIV 1+2 ELISA.

NB: É aconselhável voltar a testar em duplicado as amostras correspondentes quando os sistemas e os procedimentos laboratoriais o permitirem.

As reacções não repetíveis são frequentemente causadas por:

- Lavagem inadequada da microplaca,

- Contaminação de amostras negativas por soro ou plasma com um título elevado de anticorpos,

- Contaminação da solução do substrato por agentes oxidantes (lixívia, iões metálicos, etc.).

- Contaminação da solução de paragem.

Se, após um novo teste, a absorvância de um dos duplicados for igual ou superior ao valor-limite, o resultado inicial é repetível e a amostra é declarada positiva porAiD™ anti-HIV 1+2 ELISA, sujeita às limitações do procedimento.

RESULTADO

Dos 276 indivíduos inscritos neste estudo, 27 (9,8%) eram positivos para Ag/Ab do VIH ou apenas para anticorpos, o que dá 9,4% de resultados positivos para Ag/Ab utilizando um kit de ensaio imunoenzimático (ELISA) de quarta geração, enquanto 11 (4,0%) eram positivos para anticorpos utilizando um kit ELISA de terceira geração. Dos doentes que participaram no estudo, 152 (55,1%) eram de Saki, enquanto 124 (44,9%) eram de Ibadan. A prevalência da infeção pelo VIH em ambas as comunidades foi semelhante (Saki - 9,9%; Ibadan - 9,7%) (p>0,05, Tabela 4).

A Tabela 5 mostra a distribuição da infeção pelo VIH entre os diferentes grupos etários. A taxa mais elevada (17,2%) de infeção foi encontrada no grupo etário 10 - 19, seguida dos doentes com 60 anos ou mais e a mais baixa no grupo etário 20 - 29 (4,0%) (p<0,05).

Dos 276 doentes que participaram neste estudo, 78 (28,3%) eram do sexo masculino e 198 (71,7) do sexo feminino. Nove (11,5%) dos participantes do sexo masculino apresentaram resultados positivos para a infeção pelo VIH, enquanto 18 (9,1%) das mulheres. Todos os 9 indivíduos positivos foram positivos no teste Ag/Ab do VIH, enquanto 1 (12,5%) das 8 mulheres positivas foi positiva apenas no teste de anticorpos. No entanto, no caso das mulheres, 17 (8,6%) foram positivas no teste Ag/Ab do VIH, enquanto 8 (4,0%) foram positivas apenas no teste de anticorpos do VIH (p>0,05, Tabela 6)

Os indivíduos positivos no ensaio de deteção Ag/Ab do VIH e negativos no ensaio de deteção Ab do VIH foram classificados como tendo infeção aguda pelo VIH, enquanto os positivos em ambos os testes ou apenas no ensaio de deteção de anticorpos foram referidos como tendo infeção estabelecida pelo VIH. A prevalência do VIH agudo foi mais elevada entre os participantes de Ibadan (7,3) do que entre os de Saki (4,6) (p>0,05, Quadro 7)

A Tabela 8 mostra a infeção aguda pelo VIH entre os sexos e entre os diferentes grupos etários. A prevalência da infeção aguda pelo VIH nos homens foi superior à das mulheres (mulheres - 3,6, homens - 2,2). Dos 6 participantes do sexo masculino com infeção aguda pelo VIH, os indivíduos do grupo etário 0-9 tinham a taxa mais elevada (4,5%), enquanto o grupo etário 10-19 tinha a prevalência mais elevada (6,9%) entre as participantes do sexo feminino. Entre os 16 participantes que tinham infeção aguda pelo VIH, os doentes com 60 anos ou mais tinham a prevalência mais elevada (15,4%), seguidos pelos do grupo etário 0-9 (7,6%) e não foi encontrada nenhuma prevalência no grupo etário 40-49 (p>0,05, Tabela 8).

Quadro 4: Prevalência geral da infeção pelo VIH entre os pacientes com suspeita de malária no Estado de Oyo

	Não Testado N (%)	Ag/Ab Positivo N (%)	Apenas ab Positivo N (%)	Total Positivo N (%)
Saki	152 (55.1)	15 (9.9)	8 (5.3)	15 (9.9)
Ibadan	124 (44.9)	11 (8.9)	3 (2.4)	12 (9.7)
Total	276 (100)	26 (9.4)	11 (4.0)	27 (9.8)

P>0.05

Quadro 5: Distribuição do VIH entre diferentes grupos etários

Idade	Não Testado N (%)	Ag/Ab Positivo N (%)	Apenas ab Positivo N (%)	Total N (%)
0-9	66 (23.9)	6 (9.0)	1 (1.5)	6 (9.0)
10-19	29 (10.5)	5 (17.2)	2 (6.9)	5 (17.2)
20-29	50(18.1)	2 (4.0)	1 (2.0)	2 (4.0)
30-39	54 (19.6)	4 (7.4)	3 (5.6)	4 (7.4)
40-49	35 (12.7)	4(11.4)	3 (8.6)	5 (14.3)
50-59	16 (5.7)	1 (6.25)	1 (6.25)	1 (6.25)
60 anos ou mais	26 (9.4)	4(15.4)	0(0)	4(15.4)
Total	276 (100)	26 (9.4)	11 (4.0)	27 (9.8)

P<0.05

Quadro 6: Distribuição do VIH por género

Género	Não Testado N (%)	Ag/Ab Positivo N (%)	Apenas ab Positivo N (%)	Total N (%)
Masculino	78 (28.3)	9(11.5)	3 (3.8)	9(11.5)
Feminino	198 (71.7)	17 (8.6)	8 (4.0)	18 (9.1)
Total	**276 (100)**	**26 (9.4)**	**11(4.0)**	**27 (13.4)**

P>0.05

Quadro 7: Prevalência da infeção aguda pelo VIH por local de recolha da amostra

Localização	Total testado N.º N (%)	Ag/Ab Positivo N (%)	Ab Positivo+Ag/Ab Positivo (Infeção Estabelecida) N (%)	Ag/Ab Positivo mas Ab Negativo (Infeção aguda) N (%)
Saki	152 (55.1)	15 (9.9)	8 (5.3)	7 (4.6)
Ibadan	124 (44.9)	11 (8.9)	3 (2.4)	9 (7.3)
Total	**276 (100)**	**26 (9.4)**	**10 (3.6)**	**16 (5.8)**

P>0.05

Quadro 8: Infeção aguda pelo VIH, por sexo e idade

Idade	Total N.º testado N (%)	Género Masculino N (%)	Feminino N (%)	Total N (%)
0-9	66 (23.9)	3 (4.5)	2 (3.0)	**5 (7.6)**
10-19	29 (10.5)	1 (3.4)	2 (6.9)	**3 (1.0)**
20-29	50(18.1)	0(0)	1 (2.0)	**1 (2.0)**
30-39	54 (19.6)	1 (1.8)	0(0)	**1 (1.8)**
40-49	35 (12.7)	0(0)	2 (5.7)	**2 (5.7)**
50-59	16 (5.7)	0(0)	0(0)	**0(0)**
60 anos ou mais	26 (9.4)	1 (3.8)	3(1.1)	**4 (15.4)**
Total	**276 (100)**	**6 (2.2)**	**10 (3.6)**	**16 (5.8)**

P>0.05

Foi também avaliada a relação entre o fardo da malária e a infeção pelo VIH. Dos 27 participantes seropositivos, os doentes com poucos parasitas da malária no esfregaço de sangue examinado apresentaram a taxa de infeção pelo VIH mais elevada (12,5%), enquanto os doentes com um único resultado positivo no teste de MP apresentaram a prevalência mais baixa (7,7%) de infeção pelo VIH (p>0,05, Tabela 9)

O teste do parasita da malária (MP) dos participantes neste estudo também foi examinado e relacionado com a infeção aguda pelo VIH. Observou-se que aqueles que eram negativos para o parasita da malária no esfregaço de sangue tinham uma prevalência ligeiramente mais elevada (6,6%) de infeção aguda pelo VIH do que aqueles que eram positivos (5,2%) (p>0,05, Tabela 10).

Quadro 9: Relação entre a infeção por VIH e o fardo do parasita do paludismo

Resultado do PM	Não Testado N (%)	Ag/Ab Positivo N (%)	Apenas ab Positivo N (%)	Total N (%)
Negativo	122 (44.2)	9 (7.4)	2(1.6)	10 (8.2)
Escassa	42 (15.2)	8 (19.0)	3(7.1)	8 (19.0)
Único positivo	104 (37.7)	8 (7.7)	6 (5.8)	8 (7.7)
Duplo positivo	8 (2.9)	1 (12.5)	0(0)	1 (12.5)
Total	276 (100)	26 (9.4)	11 (4.0)	27 (13.4)

P>0.05

Quadro 10: Infeção aguda pelo VIH por estado de malária

Resultado do PM	TotalNão Testado N (%)	Ag/Ab Positivo N (%)	Ab Positivo+Ag/Ab Positivo (Infeção estabelecida) N (%)	Ag/Ab Positivo mas AbNegativo (Infeção aguda) N (%)
Negativo	122 (44.2)	9 (7.4)	1 (0.8)	8 (6.6)
Positivo	154 (55.8)	17(11.0)	9 (5.8)	8 (5.2)
Total	276 (100)	26 (9.4)	10 (3.6)	16 (5.8)

P>0.05

DISCUSSÃO

A prevalência da infeção pelo VIH neste estudo entre os pacientes encaminhados para testes de malária em Saki e Ibadan, no Estado de Oyo, foi de 9,8%. Esta prevalência é superior à prevalência relatada (5,6%) de infeção por VIH no Estado de Oyo em 2012 (NARHS, 2012). A prevalência mais elevada neste estudo pode dever-se ao facto de terem sido recolhidas amostras de pacientes com sinais de malária, enquanto o estudo do NARHS testou indivíduos aparentemente saudáveis de diferentes agregados familiares da população. Não se registou uma diferença significativa (Saki - 9,9% e Ibadan - 9,7%) entre os dois locais utilizados para o estudo. Isto é coerente com um relatório do estudo realizado no Estado de Oyo por Olaleye *et al.* (2006) em conjunto com a APIN, segundo o qual a taxa de infeção pelo VIH era de 8,0% e 7,0% em Saki e Ibadan, respetivamente.

Relatórios de alguns investigadores avançaram que a infeção aguda pelo VIH pode ser detectada por uma combinação de testes - um que seja capaz de identificar o ARN do VIH, o ADN ou o antigénio p24 e um segundo que seja capaz de confirmar que foi desenvolvida uma resposta robusta de anticorpos à proteína estrutural do VIH (Pilcher *et al.*, 2005; Stekler *et al.*, 2007). Com base nesta definição, verificou-se que 16 (5,8%) indivíduos tinham infeção aguda pelo VIH neste estudo - o que dá uma prevalência de 5,8% de infeção aguda pelo VIH entre os doentes com suspeita de malária no Estado de Oyo. Esta prevalência foi ligeiramente superior aos 3,0% obtidos entre os doentes suspeitos de malária no Uganda (Lisa *et al.*, 2010). Um estudo realizado no Quénia também relatou uma prevalência semelhante de infeção aguda pelo VIH de 7,6% (Sanders *et al.*, 2014). Esta prevalência de infeção aguda pelo VIH entre pacientes que não são tipicamente suspeitos de ter esta infeção foi surpreendentemente elevada, salientando a necessidade de aumentar o reconhecimento da infeção aguda pelo VIH no Estado de Oyo e, por extensão, na Nigéria.

Este estudo também demonstrou que cerca de 5,8% dos doentes que apresentam sinais clínicos de malária podem não ser detectados na maioria dos contextos médicos gerais em que o estado de VIH é determinado apenas por kits de teste rápido do VIH que têm capacidade para detetar apenas a infeção por VIH estabelecida. Este valor é mais elevado do que o encontrado em estudos anteriores que avaliaram a segurança da transfusão de sangue em dois grandes bancos de sangue em Ibadan, na Nigéria, onde 1,2% do sangue rastreado que passou como negativo para o VIH-1&2 continha, na realidade, antigénio do VIH (Odaibo *et al.*,

2008). Esta disparidade pode dever-se ao facto de os estudos anteriores terem considerado amostras de sangue de indivíduos aparentemente saudáveis, ao contrário deste estudo que examinou doentes com sinais clínicos de malária.

Os resultados deste estudo também revelaram uma diferença na prevalência da infeção aguda pelo VIH entre locais, com 4,6% em Ibadan, uma área urbana do Estado de Oyo, e 7,3% em Saki, uma área semi-urbana. Este valor é mais elevado do que a prevalência de infeção por VIH anteriormente comunicada num inquérito sentinela realizado pela NACA entre zonas urbanas e rurais, sendo a prevalência urbana de 3% e a rural de 4% (NACA, 2014). A diferença na prevalência pode ser o resultado de um nível relativamente baixo de sensibilização e conhecimento correto de todas as vias de transmissão do VIH e métodos de prevenção (FMOH, 2010) entre as pessoas que vivem em Saki, em comparação com as de Ibadan. A elevada prevalência de infeção aguda pelo VIH encontrada em Saki pode também dever-se ao facto de Saki ser uma cidade fronteiriça e de haver um afluxo e uma saída de pessoas de vários estilos de vida social do país vizinho (República do Benim) e das cidades.

A prevalência da infeção pelo VIH nos homens foi superior à das mulheres (mulheres - 9,1%, homens - 11,5%). Este resultado é consistente com observações anteriores em que a taxa de infeção por VIH nos homens era superior à das mulheres (FMOH, 2001; FMOH, 2003; Olaleye *et al.*, 2006). Isto pode dever-se ao facto de os homens nigerianos (4,1%) terem muito mais parceiros sexuais do que as mulheres (1,5%) e terem menos probabilidades de fazer o teste do VIH - 20% dos homens em comparação com 25% das mulheres (NDHS, 2013). No entanto, isto é contrário à opinião comum, uma vez que foi estabelecido que as mulheres são mais propensas do que os homens a contrair o VIH durante as relações sexuais como resultado da sua composição fisiológica (UNAIDS/WHO, 2012) e também porque estão em desvantagem para negociar sexo seguro (UNAIDS 2009; UNAIDS, 2010). Este facto é sublinhado por uma das conclusões deste estudo que mostra que mais mulheres (3,6%) do que homens (2,2%) tinham infeção aguda pelo VIH. É, portanto, lógico, a partir das observações acima, dirigir esforços de qualidade para reduzir a infeção pelo VIH nos homens, uma vez que isso pode ser altamente compensador no combate à infeção pelo VIH.

Outra conclusão deste estudo foi que os pacientes do grupo etário dos 10 aos 19 anos tinham a maior prevalência (17,2%) de infeção por VIH entre os diferentes grupos etários. Esta é uma conclusão importante, uma vez que, segundo as estatísticas do VIH de 2012 na Nigéria, cerca de 20% dos homens e 37% das mulheres com idades compreendidas entre os 10 e os 19 anos tinham iniciado relações sexuais (Fatusi e Blum, 2009). O NARHS também enfatizou que os adolescentes na Nigéria mostram evidências de iniciação sexual precoce (NARHS, 2012). A violação (Akinyemi, 2007; Jewkes *et al.*, 2010; Folayan *et al.*, 2014) e os comportamentos sexuais de alto risco (Aboki *et al.*, 2014) podem também ser o fator determinante desta elevada prevalência.

Por conseguinte, a educação dos adolescentes sobre sexo seguro na Nigéria deve ser rápida e intensificada.

Neste estudo, verificou-se também que 11,5% das crianças com menos de dez anos (10) tinham uma infeção aguda pelo VIH. Este grupo é constituído por indivíduos que não têm conhecimentos adequados sobre o modo de transmissão e as implicações da infeção pelo VIH para a saúde. Isto está de acordo com o relatório de progresso de 2013 sobre o plano global para a infeção pelo VIH, onde se afirmava que a Nigéria tinha o maior número de crianças que contraíam o VIH no mundo, uma vez que quase 60 000 crianças nigerianas foram infectadas com o vírus em 2012 (UNFPA, 2013). Embora a transmissão de mãe para filho seja responsável por 90% da infeção pelo VIH em crianças (Morison, 2001; Buchnan e Cunningham, 2009), a transmissão horizontal é possível através da transfusão de sangue infetado e da utilização de objectos cortantes contaminados. Estudos demonstraram que a transfusão de sangue não rastreado ou rastreado de forma incorrecta (Adejuyigbe *et al.*, 2003; Odaibo *et al.*, 2008) e práticas culturais como a circuncisão e a escarificação de crianças, que implicam a utilização de instrumentos partilhados e não esterilizados (Hardy, 1987, OMS, 2008; Brewer, 2011), são vias potenciais de transmissão do VIH. Por conseguinte, as crianças que apresentam sinais clínicos de malária ou um estado febril agudo podem, na realidade, estar na fase aguda da infeção pelo VIH. Isto é importante tanto para os pais como para os médicos, que podem não ter considerado a necessidade de fazer o teste do VIH, especialmente quando os pais desconhecem o seu estado ou têm um teste negativo. Isto também explica a necessidade de os pais ou tutores serem aconselhados a conhecer o seu estado de VIH e o dos seus filhos ou pupilos dentro deste grupo etário.

É igualmente digno de nota o facto de os participantes com 60 anos ou mais também terem uma infeção aguda pelo VIH. Observou-se também que 15,4% dos participantes neste grupo etário tinham infeção aguda pelo VIH. Isto está de acordo com o relatório que indica que há uma mudança na distribuição etária das pessoas recentemente diagnosticadas com VIH, com os diagnósticos entre os grupos etários mais velhos a aumentar tanto em número como em proporção. Uma em cada cinco pessoas heterossexuais recentemente diagnosticadas tinha 50 anos ou mais em 2013, em comparação com uma em cada 14 em 2004 (FMOH, 2013). Além disso, o resultado do inquérito realizado em 2013 mostrou que os viúvos tinham a maior prevalência (6,2%) de infeção pelo VIH (NARHS, 2013).

Outra descoberta útil neste estudo foi que 6,6% das pessoas suspeitas de terem malária, mas que tiveram resultados negativos no teste do parasita da malária (MP), tinham infeção aguda pelo VIH, enquanto 5,5% das pessoas que tiveram resultados positivos no teste MP tinham infeção aguda. Esta constatação sugere que mais de 6% das pessoas que apresentam sinais clínicos de malária e são negativas no teste MP podem estar na fase aguda da infeção pelo VIH. Este resultado também realça a possibilidade de co-infeção VIH/malária entre os pacientes que procuram cuidados nas unidades de saúde do Estado de Oyo. Outros estudos mostraram a possibilidade de co-infeção VIH/malária e referiram que a infeção por VIH-I aumenta a incidência, o risco e a gravidade da malária (Channdramohan *et al.*, 1998; Whitworth *et al.*, 2000; OMS, 2004; Dibua *et al.*, 2013).

Este estudo também sugere que pode ser possível identificar um grande número de nigerianos de todas as faixas etárias com infeção aguda e precoce pelo VIH, concentrando-se na avaliação de doentes que se apresentam em clínicas com malária ou doenças febris agudas. Alguns investigadores também observaram que esta abordagem diagnóstica teria implicações significativas na prevenção do VIH, se pudesse ser detectada mais cedo por este método, uma vez que os doentes com VIH agudo têm uma taxa de transmissão muito elevada (Brenner *et al.*, 2007; Hollingswort *et al.*, 2008; Pilcher *et al.*, 2004). A persuasão anterior para uma prevenção alargada do VIH agudo (Pinkerton *et al.*, 2008) foi criticada com base no facto de a identificação da infeção aguda ser demasiado difícil e poder equivaler à procura de "uma agulha num palheiro" (Cohen *et al.*, 2005). Pelo contrário, este resultado mostra que pode haver uma possibilidade significativa e benefícios proporcionais para a identificação e intervenção agudas em matéria de VIH em contextos médicos gerais.

RECOMENDAÇÃO

Os resultados deste estudo estão sujeitos a várias limitações. A identificação da infeção aguda e precoce pelo VIH através de uma análise transversal pode conduzir a erros de classificação. Por exemplo, a técnica de amostragem utilizada pode ter subestimado a verdadeira prevalência de infecções agudas pelo VIH na nossa população e pode não ter detectado alguns doentes infectados de forma aguda com níveis baixos de viremia. No entanto, a utilização de testes múltiplos e altamente sensíveis de amplificação de ácidos nucleicos (NAT) e de testes serológicos no algoritmo de investigação para distinguir as infecções agudas das não agudas pode melhorar o desafio posterior. Uma preocupação prática adicional na identificação de infecções agudas por VIH no Estado de Oyo, na Nigéria, é a complexidade e a natureza intensiva de recursos dos testes serológicos utilizados neste estudo

Este estudo também é relevante para os profissionais de saúde que trabalham no laboratório e que manipulam amostras de sangue de pacientes encaminhados para a despistagem da malária. Esta constatação de que 9,8% dos doentes que visitam as unidades de saúde, encaminhados para a despistagem da malária, podem na realidade estar infectados com o VIH, realça a necessidade de aderirem estritamente às precauções de segurança laboratorial. O pessoal médico deve também considerar a possibilidade de infeção pelo VIH em indivíduos que visitam as unidades de saúde com um quadro clínico de paludismo, especialmente depois de terem administrado medicamentos como os antipalúdicos sem sucesso. A população deve ser informada sobre os factos relacionados com a infeção aguda pelo VIH e as suas implicações.

REFERÊNCIAS

Abdool Karim SS, Naidoo K, Grobler A, Timing of initiation of antiretroviral drugs during tuberculosis therapy. N Engl J Med 2010; 362:697-706

Aboki H, Folayan MO, Daniel U, Ogunlayi M: Changes in HIV sexualrisk behaviour among adolescents aged 15 - 19 years over a five-year period - Is the HIV prevention programme in Nigeria yielding result? *Afr JReprodHealth* 2014, 18:108-116

Adejuyigbe EA, Durosinmi MA, Oniya FN, Adodu OO (2003) Transfusão de sangue relacionada com o VIH/SIDA pediátrico em Ile-Ife, Nigéria. *Cuidados com a SIDA* 15, 329-335

Akinyemi AO: A análise dos registos de crimes sexuais no estado de Lagos, Nigéria. Nigéria: Dissertação de mestrado da Universidade de Ibadan; 2007

Alexander L, Du Z, Rosenzweig M, et al. A role for natural simian immunodeiciency virus and human immunodeiciency virus type 1 nef alleles in lymphocyte activation. J Virol 1997;71:6094-6099.

Ambrose Z, Boltz V, Palmer S, et al. Caracterização in vitro de uma quimera do vírus da imunodeficiência símia-vírus da imunodeficiência humana (VIH) que exprime a transcriptase reversa do VIH tipo 1 para estudar a resistência antiviral em macacos de rabo de porco. *J Virol* 2004;78:13553- 13561.

Anjali S e Ronald G.C, 2000. Heterogenous Spectrum of Coreceotor Usage among Variants within a Dualtropic Human Immunodeficiency Viru type 1 primary isolate Quasispecies. *Journal of virology*. 2000Nov: 74(21); 10229-10235.

Arei J.Z, Jangu E.B, Barry D.S, Paul D.G, Philip M., 2009. Princípio e Prática da Virologia Clínica. Humman Immunodeficiency Viruses cappt 38:pg 900-901.

Auvert B, Ballard R, Campbell C, Carael M, Carton M, Fehler G, Gouws E, MacPhail C, Taljaard D, Van Dam J, Williams B. 2001. A infeção pelo VIH entre os jovens de uma cidade mineira da África do Sul está associada à seropositividade do vírus herpes simplex-2 e ao comportamento sexual. May4;15(7): 885-98.

Avert., 2012.HIV andAIDS in Sub-SaharaAfrica.

Barr'e-Sinoussi et al., 1983. Isolamento de um retrovírus linfotrópico T de um doente com risco de síndrome de imunodeficiência adquirida (SIDA). *Science* 220: 868-871.

Beignon AS, McKenna K, Skoberne M, et al. A endocitose do VIH-1 ativa as células dendríticas plasmocitóides através de interações entre o recetor Toll-like e o ARN viral.*J Clin Invest* 2005;115:3265- 3275.

Belyakov IM, Berzofsky JA. Immunobiology of mucosal HIV infection and the basis for development of a new generation of mucosal AIDS vaccines (Imunobiologia da infeção mucosa pelo VIH e base para o desenvolvimento de uma nova geração de vacinas mucosas contra a SIDA). *Immunity*. 2004;20:247- 253.

Bobardt MD; Chatterji U; Selvarajah S; Van der Schueren B; David G; Kahn B; Gallay PA. Transcitose do vírus da imunodeficiência humana tipo 1 sem células através de células epiteliais genitais primárias. *J Virol*. 2007;81:395-405

Bobardt MD; Saphire AC; Hung HC; Yu X; Van der Schueren B; Zhang Z; David G; Gallay PA. Syndecan captura, protege e transmite o VIH aos linfócitos T. *Immunity*. 2003;18:27-39

Bobkov A.F, Kazennova E.V, Selimova L.M et al., 2004. Temporal trends in the HIV-I epidemic in Russia; predominance of subtype A. *Journal of medical Virology* 74 (2): 191-6.

Branson BM, Stekler JD: Deteção da infeção aguda pelo VIH: não podemos fechar a janela. J Infect Dis 2012, 205:521-524.

Brass AL, Dykxhoorn DM, Benita Y, et al. Identificação das proteínas do hospedeiro necessárias para a infeção pelo VIH através de um rastreio genómico funcional. *Ciência* 2008;319:921-926

Brenchley JM, Price DA, Schacker TW, et al. A translocação microbiana é uma causa de ativação imunitária sistémica na infeção crónica pelo VIH. *NatMed* 2006;12:1365-1371

Brewer DD (2011) Escarificação e circuncisão masculina associadas à infeção pelo VIH em crianças e jovens moçambicanos. *Webmed Central Epidemiology*

Buchnan AM e Cunningham CK (2009) Advances and failure in preventing perinatal human immunodeficiency virus infection (Avanços e fracassos na prevenção da infeção perinatal pelo vírus da imunodeficiência humana). *Clinical Microbiology Reviews*, 22, 493-507

Busch MP, Lee LL, Satten GA, et al. Curso temporal da deteção de marcadores virais e serológicos que precedem a seroconversão do vírus da imunodeficiência humana tipo 1: implicações para o rastreio de dadores de sangue e tecidos. *Transfusion* 1995;35:91-97.

Campbell-Yesufu OT, Gandhi RT. Atualização da infeção pelo vírus da imunodeficiência humana (VIH)-2. *Clin Infect Dis*. 2011;52(6):780-787.

CDC. Classiication system for human immunodeiciency virus (HIV) in children under 13 years ofage. *MMWR Morb Mortal Wkly Rep* 1987;36:225-236.

CDC/OMS. Diretrizes para garantir a precisão e a fiabilidade dos testes rápidos do VIH. Genebra: Organização Mundial de Saúde; 2005.

Chan, D. C. e Kim, P. S. (1998) Entrada do VIH e sua inibição. Célula 93, 681-684 PMID 9630213

Chandramohan D, Greenwood BM. Existe uma interação entre o vírus da imunodeficiência humana e *o Plasmodium falciparum*? Int J Epidemiol. 1998;27:296-301.

Clark SJ, Saag MS, Decker WD, et al. Títulos elevados de vírus citopático no plasma de doentes com infeção primária sintomática pelo VIH-1. N Engl J Med 1991;324:954-960.

Clavel F, Guetard D, Brun-Vezinet F, Charmaret S, Rey M.A, Santos-Ferreira M, Laurent A.G, Daughet C, Katlam et al., 1986. Isolamento de um novo retrovírus humano de doentes da África Ocidental com SIDA. *Science.* Volume 233 pp 343-346.

Coakley, E., Petropoulos, C. J. e Whitcomb, J. M. (2005) Assessing chemokine co-recetor no VIH. Curr Opin Infect Dis. 18, 9-15. PMID 15647694

Cohen MS, Gay CL, Busch MP, Hecht FM. A deteção da infeção aguda pelo VIH. *Infect Dis*. 2010;202 Suppl2:S270-277

Cornelissen M, Jurriaans S, Prins JM, Bakker M, van der Kuyl AC. Ausência de seroreversão em 80 pacientes seropositivos para o VIH-1 tratados com HAART com pelo menos cinco anos de carga viral do VIH-1 no plasma indetetável. *AIDSRes Ther*. 2006;Feb 16;3:3.

Daar ES, Little SJ, Pitt J, et al. Diagnóstico da infeção primária pelo VIH-1. Ann Intern Med 2001;134:25-29.

De Silva TI, Cotten M, Rowland-Jones SL. HIV-2: o vírus esquecido da SIDA. *Trends Microbiol*. 2008;16:588-595.

Desport, M. Lentivírus e Macrófagos: Molecular and Cellular Interaction. Caister Academic Press. ISBN 978-1-904455-60-8.

Dibua UME, Badger-Emeka L, Ugonabo JA: HIV and malaria co-infection: their combined effects on pregnancy outcomes in Anambra State, Southeast Nigeria. academicJournals. 5(10):438-449.

Duvall MG, Jaye A, Dong T, et al. A manutenção da ajuda das células T CD4+ específicas do VIH distingue a infeção pelo VIH-2 da infeção pelo VIH-1. *JImmunol*. 2006;176:6973-6981.

Egger M, May M, Chene G, et al. Prognosis of HIV-1-infected patients starting highly active antiretroviral therapy: a collaborative analysis of prospective studies (Prognóstico de doentes infectados com VIH-1 que iniciam uma terapia antirretroviral altamente ativa: uma análise colaborativa de estudos prospectivos). *Lancet* 2002;360:119-129;

El Sadr WM, Lundgren JD, Neaton JD, et al. Interrupção do tratamento antirretroviral guiada pela contagem de CD4+. *NEngl JMed* 2006;355:2283-2296.

Essex M. Human immunodeficiency viruses in the developing world (Vírus da imunodeficiência humana no mundo em desenvolvimento). *Adv Virus Res*. 1999;53:71-88.

Ficha informativa: Adolescentes, jovens e VIH. ONUSIDA/OMS, 2012

Fatusi AO, Blum RB: A saúde dos adolescentes num contexto internacional: o desafio da saúde sexual e reprodutiva na África Subsariana. *Adolesc MedState Rev* 2009, 20:874-886.

Fauci A.S, 1993. Natureza multifatorial da doença do vírus da imunodeficiência humana: implicações para a terapia. Science, 1993 Nov 12;262(51360;1011-8

Ministério Federal da Saúde (FMH, 2005). Inquérito Sentinela Nacional de Seroprevalência do VIH de 2010. Relatório técnico

Ministério Federal da Saúde (FMH, 2005). Malaria Desk situation Analysis do Ministério Federal da Saúde. Publicação do FMH, Nigéria, publicação do FGN, p27.

Ministério Federal da Saúde da Etiópia (FMOH), 2013. Relatório preliminar do Ministério Federal da Saúde da Etiópia sobre a vigilância sentinela nacional da TB/HIV. Relatório de um ano (julho de 2011 - junho de 2012).

Ministério Federal da Saúde. *Plano de Ação de Emergência para o VIH/SIDA*. Abuja: Ministério Federal da Saúde, 2001.

Flexner C. HIV-Protease Inhibitors (Artigo de Revisão - Terapia Medicamentosa). *N Engl J Med* 1998;338:1281-1292

Folayan MO, Brown B, Odetoyingbo M, Harrison A: Violação na Nigéria: uma epidemia silenciosa entre adolescentes com implicações para a infeção pelo VIH. *Ação de Saúde Glob* 2014, 7:25583

Gaines H, von Sydow M, Sonnerborg A, et al. Antibody response in primary human immunodeiciency virus infection. Lancet 1987;i:1249-1253.

Gallo RC, Salahuddin SZ, Popovic M, Shearer GM *et al.* (1984) Frequent Detection and isolation of cytopathic retroviruses (HTLV-III) from patients with AIDS and at risk for AIDS. Science 224: 500-503.

Gao F, Yue L, Robertson DL, Hill SC, Hui H, Biggar RJ, Neequaye AE, et al. Genetic diversity of human immunodeficiency virus type 2: evidence for distinct sequence subtypes with differences in virus biology. *J Virol.* 1994;68:7433-7447.

Gelderblom, H. R. (1997) Estrutura fina do VIH e do SIV. In: Los Alamos National Laboratory (Ed) HIV Sequence Compendium, 31-44.

Geretti AM. HIV-1 subtypes: epidemiology and significance for HIV management. *Curr Opin Infect Dis*. 2006;19:1-7.

Gilbert MTP, Andrew R, Gabriela W, Thomas J, Arthur E, Michael W., 2007. O surgimento do HIV/AIDS nos americanos e além. Editado por John M Coffin, Escola de Medicina da Universidade de Tuffs, Boston, MA. Aprovado em setembro de 2007. (recebido para revisão a 6 de junho de 2007

Greene W C, 1993. A SIDA e o sistema imunitário. *Sci Am*. 1993;269:98-105

Gulick RM, Lalezari J, Goodrich J, et al. Maraviroc para pacientes previamente tratados com HIV1 R5

infeção. *N Engl J Med* 2008;359:1429-1441

Gulick RM, Mellors JW, Havlir D, et al. Treatment with indinavir, zidovudine and Iamivudine in adults with human immunodeficiency virus infection and prior antiretroviral therapy. *N Engl JMed* 1997;337: 734-740

Gurtler LG, Zekeng L, Tsague JM, et al. HIV-1 subtipo O: epidemiologia, patogénese, diagnóstico e perspectivas da evolução doHIV. *Arch Virol Suppl*. 1996;11:195-202.

Hardy DB (1987) Práticas culturais que contribuem para a transmissão do vírus da imunodeficiência humana em África. *Revista de Doenças Infecciosas* 9, 1109-1119

Hazuda DJ, Felock P, Witmer M, et al. Inibidores da transferência de cadeias que impedem a integração e inibem a replicação do VIH-1 nas células. *Science* 2000;287:646-650).

Hecht FM, Busch MP, Rawal B, et al. Utilização de testes laboratoriais e sintomas clínicos para a identificação da infeção primária pelo VIH. *AIDS* 2002; 16:1119-1129.

Hecht FM, Wang L, Collier A, et al. Um estudo observacional multicêntrico sobre os potenciais benefícios de iniciar a terapia antirretroviral combinada durante a infeção aguda pelo VIH. *J Infect Dis* 2006;194:725-733

Heeney JL, Dalgleish AG, Weiss RA. Origins of HIV and the evolution of resistance toAIDS. Science. 2006;313:462-466.

Hemelaar J, Gouws E, Ghys PD, Osmanov S; Rede OMS-UNAIDS para o isolamento e a caraterização do VIH. Tendências globais na epidemiologia molecular do VIH-1 durante 2000-2007. *AIDS*. 2011;25(5):679-689.

Ho DD, Neumann AU, Perelson AS. Rápida rotação de viriões plasmáticos e linfócitos CD4 na infeção por VIH-I. *Nature* 1995;373:123-126.

Hogg RS, Yip B, Chan KJ, et al. Taxas de progressão da doença por contagem basal de CD4 e carga viral após o início da terapêutica com fármacos triplos. *JAMA* 2001;286:2568-2577

Jackson JB, Balfour HH. Testes práticos de diagnóstico do vírus da imunodeficiência humana. Clin Microbiol Rev 1988;1:124-138.

Jaffe HW, Schochetman G. Infecções pelo vírus da imunodeficiência humana-1 do grupo O. *Infect Dis Clin North Am*. 1998;12:39-46.

Jewkes RK, Dunkle K, Nduna M, Shai N: Intimate patner violence, relationship power inequity, and incidence of HIV infection in young women in South Africa: a cohort study [Violência nas relações íntimas, desigualdade de poder nas relações e incidência de infeção pelo VIH em mulheres jovens na África do Sul: um estudo de coorte]. *Lancet* 2010,376:41-48

Jintanat Ananworanich , James LKF, Suteerapom P, *et al.*, 2013. Um novo sistema de estadiamento da infeção aguda pelo VIH baseado em 4th imunoensaio de geração. *Retrovirologia*: **10**:56.

Kahn JO, Walker BD. Infeção aguda pelo vírus da imunodeficiência humana tipo 1. *N Engl J Med* 1998; 339: 33-39. http://content.nejm.org/cgi/content/full/339/1/33 (acedido em 24 de fevereiro de 2009.

Kassutto S, e Rosenberg ES, Infeção primária pelo VIH tipo 1. *Clin Infect Dis* 2004; 38: 14471453.http://www.journals.uchicago.edu/doi/pdf/10.1086/420745

Kaufmann DE, Lichterfeld M, Altfeld M, et al. Durabilidade limitada do controlo viral após tratamento da infeção aguda pelo VIH. *PLoSMed* 2004;1:e36;

Kaushic C. HIV-1 infection in the female reproductive tract: role of interactions between

HIV-1 and genital epithelial cells. *Am JReprodImmunol*. 2011;65(3):253-260

Keele BF, Estes JD. Barreiras à transmissão mucosa dos vírus da imunodeficiência. *Blood*. 2011;118(4):839-846.

Knight, S. C., Macatonia, S. E. e Patterson, S. (1990) HIV I infection of dendritic cells. Int Rev Immunol. 6,163-75 PMID 2152500

Korber B, Muldoon M, Theiler J, Gao F, Gupta R et al., 2000. Timing the ancestor of the HIV-1 pandemic strains. *Science* 288, 1789-1796.

Kuo AM, Haukoos JS, Witt MD, Babaie ML, Lewis RJ. Recognition of undiagnosed HIVinfection: an evaluation of missed opportunities in a predominantly urban minority population.AIDS patient care and STDs. 2005 Apr; 19(4):239-46. [PubMed: 15857195]

Lalezari JP, Henry K, O'Hearn M, et al. Enfuvirtide, um inibidor da fusão do HIV-1, para a infeção pelo HIV resistente aos medicamentos na América do Norte e do Sul. *NEngl JMed* 2003;348:2175-2185

Lavreys L, Baeten JM, Chohan V, *et al.* A carga viral plasmática de ponto de ajuste mais elevado e a doença aguda mais grave do VIH tipo 1 (VIH-1) prevêem a mortalidade entre mulheres africanas infectadas com VIH-1 de alto risco. *Clin Infect Dis* 2006; 42: 1333-1339.

http://www.journals.uchicago.edu/doi/pdf/10.1086/503258 (acedido em 2 de fevereiro de 2009).

Lemey P, Pybus O, Wang B, Saksena N.K, Salemi M, Vandamme M., 2003. Tracing the origin and history of the HIV-2 epidemic. Peoc. Natl Acad. Sci. USA 100, 6588-6592.

Levy JA. HIV pathogenesis: 25 anos de progresso e desafios persistentes. *AIDS*.2009;23:147-160.

Lewden C, Salmon D, Morlat P, et al. Causes of death among human immunodeiciency virus (HIV)-infected adults in the era of potent antiretroviral therapy: emerging role of hepatitis and cancers, persistent role of AIDS. Int J Epidemiol 2005;34:121-130.

Lowenstine LJ, Lerche NW, Yee JL, et al. Evidências de uma etiologia lentiviral numa epizootia de imunodeficiência e linfoma em macacos de cauda caída (*Macaca arctoides*). *J Med Primatol* 1992;21:1-14.

Magdrus-Chatinet A, Yu H, Garcia S, Ducloux E, Terris B, Bomsel M. Galactosyl ceramide expressed on dendritic cells can mediate HIV-1 transfer from monocyte derived dendritic cells to autologous T cells. Virologia. 2007;362:67-74.

Malim MH, Emerman M. HIV-1 accessory proteins--ensuring viral survival in a hostile environment. *Cell Host Microbe*. 2008;3:388-398

Mangeat B, Turelli P, Caron G, et al. Ampla defesa antirretroviral pela APOBEC3G humana através da edição letal de transcrições reversas nascentes. *Nature* 2003;424:99-103

Mangeat B, Turelli P, Liao S, et al. Um único aminoácido determinante governa a sensibilidade específica da espécie APOBEC3G à ação Vif. *JBiolChem* 2004;279:14481-14483.

Mansield KG, Lerch NW, Gardner MB, et al. Origins of simian immunodeficiency virus infection in macaques at the New England Regional Primate Research Center. J Med Primatol 1995;24:116-122.

Markovitz DM. Infeção pelo vírus da imunodeficiência humana tipo 2. Ann InternMed. 1993;118:211-218

Masur H, Ognibene FP, Yarchoan R, et al. CD4 counts as predictors of opportunistic pneumonia in human immunodeiciency virus (HIV) infection. Ann Intern Med 1989;111:223-231.

Mayer K, Pizer HF, Venkatesh KK. A ecologia social do VIH/SIDA. Med Clin North Am. 2008;92:1363-7135.

McGuire TC, Crawford TB, Henson JB. Localização imunoluorescente do vírus da anemia infecciosa equina nos tecidos. *Am JPathol* 1971;62:283-294.

Mellors JW, Munoz A, Giorgi JV, et al. Plasma viral load and CD4+ lymphocytes as prognostic markers of HIV1 infection. *Ann Intern Med* 1997;126:946-954.

Meng TC, Fischl MA, Boota AM, et al. Terapia combinada com zidovudina e dideoxicitidina em pacientes com infeção avançada pelo vírus da imunodeficiência humana. *Ann Intern Med* 1992;116:13-20

Moir S, Chun TW, Fauci AS. Mecanismos patogénicos da doença do VIH. *Annu Rev Pathol.* 2011;6:223-248

Morison L (2001) A epidemiologia global do VIH/SIDA. *Boletim Médico Britânico*, 58, 7-18.

Murdoch C, Finn A. *Chemokine receptors and their role in inflammation and infectious diseases. Blood. 2000;95:3032-3043.*

Nasidi A, Harry TO, Ajose-Coker OO, et al. Evidência de infeção por LAV/HTLV III e complexo relacionado com a SIDA em Lagos, Nigéria. *II Conferência Internacional sobre SIDA*, Paris, França, 23-25 de junho de 1986.

Agência Nacional de Controlo da SIDA (NACA), "National HIV/AIDS Response Fact Sheet 2011, Update on HIV/AIDs Epidemic and response in Nigeria" agosto de 2012, http;//www.naca.gov.ng/.

Agência Nacional de Controlo da SIDA (NACA), 2014. República Federal da Nigéria, resposta global à SIDA, relatório de progresso do país.

Inquérito Nacional de Saúde Reprodutiva sobre o VIH e a SIDA (NARHS plus II 2012). República Federal da Nigéria. "Ministério Federal da Saúde, Abuja. Nigéria.

Comissão Nacional da População, 2013

Neel C, Etienne L, Li Y, Takehisa J, Rudicell RS, Bass IN, Moudindo J, et al. Molecular epidemiology of simian immunodeficiency virus infection in wild-living gorillas. *J Virol.* 2010;84:1464-1476.

Nigeria Malaria Fact Sheet, 2011. Embaixada dos Estados Unidos na Nigéria.

Nyamweya S, Hegedus A, Jaye A, Rowland-Jones S, Flanagan KL, Macallan DC. Comparing HIV-1 and HIV-2 infection: Lessons for viral immunopathogenesis. *Rev MedVirol.*

2013;23:221-240.

Odaibo GN, Olaleye DO. Hepatitis E Virus Infection in HIV Positive ART Naïve and Experienced Individuals in Nigeria [Infeção pelo Vírus da Hepatite E em Indivíduos VIH Positivos com e sem TARV na Nigéria]. *Jornal Mundial da SIDA*. 2013,3, 216-220

Odaibo GN, Taiwo A, Aken'Ova YA, Olaleye DO (2008) Deteção de antigénio e cDNA do VIH em amostras de sangue negativas para anticorpos na Nigéria. Trans R Soc Trop Med Hyg 102: 284-287.

Olaleye DO, Tekena OH, Odaibo GN (2006). A Virologia e a Dinâmica da Epidemia: InAIDS in Nigeria: A Nation on the Threshold. Editado por: Olusoji Adeyi, Phyllis J. Kanki, Oluwole Odutolu, John A. Idoko. Havard Center for Population and Development Studies, 9 Bow Street, Cambridge, MA 02138 USA. pp. 37-66.

Orenstein JM. Ultraestrutura do HIV/AIDS. *Ultra-estrutura Patológica*. 2002;26:245-250

Palella FJ, Delaney KM, Moorman AC, et al. Declínio da morbilidade e mortalidade entre os doentes com infeção avançada pelo vírus da imunodeficiência humana. Investigadores do estudo ambulatório do VIH. *NEngl JMed* 1998;338: 853-860;

Painel de Diretrizes Anti-retrovirais para Adultos e Adolescentes, 2011. Diretrizes para a utilização de agentes anti-retrovirais em adultos e adolescentes infectados pelo VIH-1. Departamento de Saúde e Serviços Humanos; 2011:1-166

Pence RA, Kati WM, Anderson KS, et al. Mechanism of inhibition ofHIV1 reverse transcriptase by nonnucleoside inhibitors (Mecanismo de inibição da transcriptase reversa do VIH1 por inibidores não nucleósidos). Science 1995; 267:988-993

Pence, G.E,2008. Preventing the Global Spread of AIDs. Em Medical Ethics Accounts of the cases that shaped and define Medical Ethics (P.330). Nova Iorque, NY: McGraw-Hill.

Perelson AS, Neumann AU, Markowitz M, et al. HIV-1 dynamics in vivo: Virion clearance rate, infected cell life-span, and viral generation time. *Science* 1996;271:1582-1586,

Perez-Caballero D, Zang T, Ebrahimi A, et al. A tetherina inibe a libertação do VIH-1 ligando diretamente os viriões às células. *Célula* 2009;139:499-511

Pollard, V. W. e Malim, M. H. (1998) A proteína Rev do HIV-1. Annu Rev Microbiol. 52, 491532 PMID 9891806

Pollard, V. W. e Malim, M. H. (1998) A proteína Rev do HIV-I. Annu Rev Microbiol. 52, 491532 PMID 9891806

Porter K, Babiker A, Bhaskaran K, et al. Determinantes da sobrevivência após a seroconversão do VIH-1 após a introdução daHAART. *Lancet* 2003;362:1267-1274.

Ranki A, Valle SL, Krohn M, et al. Longa latência precede a seroconversão evidente na infeção pelo vírus da imunodeficiência humana sexualmente transmissível. *Lancet* 1987;ii:589-593.

Fazer Recuar o Paludismo (RBM, 2005). Factos sobre o paludismo na Nigéria Abuja. Publicação sobre a iniciativa Roll

Material de apoio, pp 1-2

Romani B, Engelbrecht S, Glashoff RH. Funções de Tat: a proteína versátil do vírus da imunodeficiência humana tipo 1. *J Gen Virol*. 2010;91(Pt 1):1-12.

Rosenberg E, Altfeld M, Poon SH, et al. Immune control of HIV-1 after early treatment of acute infection (Controlo imunitário do VIH-1 após tratamento precoce da infeção aguda). *Nature* 2000;407:523-526;

Rosenberg ES, Billingsley JM, Caliendo AM, et al. Células T CD4+ específicas do HIV-1 vigorosas

respostas associadas ao controlo da viremia. *Ciência* 1997;278:1447-1450

Sanders EJ, Peter M., Henrieke AB, et al. A infeção aguda pelo VIH-1 é tão comum como a malária em jovens adultos febris que procuram cuidados na costa do Quénia. SIDA, 2014 Vol28, No 9

Serwadda D, Mugerwa R.D, Sewankambo N.K, Lwegaba A, Carswell J, Kirya G, Bayley A, Downing R, Tedder R, Clayden S., 1985. Slim disease: Uma nova doença no Uganda e a sua associação com a infeção pelo HTLV-III. Lancet2 (8460), 849-52.

Sharp PM, Hahn BH. Origins of HIV and the AIDS pandemic (Origens do VIH e da pandemia de SIDA). Cold Spring Harb Perspect Med.

2011;1(1):a006841.

Shiels MS, Pfeiffer RM, Engels EA. Idade do diagnóstico de cancro entre pessoas com SIDA no

Estados Unidos. Ann Intern Med 2010;153:452-460.

Shiels MS, Pfeiffer RM, Hall HI, et al. Proporções de sarcoma de Kaposi, linfomas não-Hodgkin selecionados e cancro do colo do útero nos Estados Unidos que ocorrem em pessoas com SIDA, 1980-2007. JAMA2011;305: 1450-1459.

Sierra S, Kupfer B, Kaiser R. Basics of the virology of HIV-1 and its replication (Fundamentos da virologia do VIH-1 e da sua replicação). J ClinVirol. 2005;34:233-244

Simon F, Mauclere P, Roques P, et al. Identificação de um novo vírus da imunodeficiência humana tipo 1 distinto do grupo M e do grupo O. *NatMed.* 1998;4:1032-1037.

Smirnova N, Troyer JL, Schissler J, et al. Os lentivírus felinos demonstram diferenças no repertório de receptores e nos elementos estruturais do envelope. *Virologia* 2005;342:60-76.

Stebbing J, Gazzard B, Douek DC. Mechanisms of disease: where does HIV live? *NEngl JMed.* 2004;350:1872-1880.

Sundquist WI, Krausslich H-G. HIV-1 Assembly, Budding, and Maturation (Montagem, Brotamento e Maturação do HIV-1). *Cold Spring Harb PerspectMed.* 2012 Jul;2(7):a006924. doi: 10.1101/cshperspect.a006924.

Taylor BS, Sobieszczyk ME, McCutchan FE, Hammer SM. O desafio da diversidade de subtipos do VIH-1. *NEngl JMed.* 2008;358:1590-1602.

Tenner-Racz K, Stellbrink HJ, vanLunzen J, et al Os gânglios linfáticos não aumentados de doentes assintomáticos infectados pelo VIH-1 com contagens elevadas de células T CD4 são locais de replicação do vírus e de proliferação de células T CD4. O impacto da terapia antirretroviral altamente ativa. *J Exp Med.* 1998;187:949-959

Tugizov SM, Herrera R, Veluppillai P, Greenspan D, Soros V, Greene WC, Levy JA, Palefsky JM. Differential transmission of HIV traversing fetal oral/intestinal epithelia and adult oral epithelia. *J Virol.* 2012;86(5):2556-2570

UNAIDS. *2004 Report on the Global AIDS Epidemic.* Genebra: ONUSIDA, 2004.

ONUSIDA. *Epidemiological Fact Sheet Nigeria, Update 2004.* Genebra: ONUSIDA, 2004.

ONUSIDA (2009) A strategic Approach: VIH/SIDA e educação

ONUSIDA (2010) Getting to Zero 2011 -2015 UNAIDS Strategy

Programa Conjunto das Nações Unidas sobre VIH e SIDA, 2006. Overview of the Global AIDs Epidemic. Relatório de 2006 sobre a epidemia mundial de SIDA.

Programa Conjunto das Nações Unidas sobre VIH e SIDA, 2013. Visão geral da epidemia mundial de SIDA. Relatório de 2006 sobre a epidemia mundial de SIDA

Vogt MW, Hartshorn KL, Furman PA, et al. A ribavirina antagoniza o efeito da azidotimidina na replicação do VIH. Ciência 1987;235:1376-1379

Wei X, Ghosh SK, Taylor ME, et al. Viral dynamics in human immunodeficiency virus type 1 infection (Dinâmica viral na infeção pelo vírus da imunodeficiência humana tipo 1). *Nature* 1995;373:117-122

Whitworth J, Morgan D, Quigley M, Smith A, Mayanja B, Eotu H, et al. Effect of HIV-1 and increasing immunosuppression on malaria pasitaemia and clinical episodes in adults in rural Uganda: a cohort study. Lancet. 2000;356:1051-6

Organização Mundial de Saúde (2008) Medicina Tradicional

Organização Mundial de Saúde. Interações e implicações entre a malária e o VIH/SIDA: conclusões de uma consulta técnica convocada pela OMS; 23-25 de junho de 2004. Relatório n.º: WHO/HIV/2004.08. Genebra: A Organização; 2004

Wyatt, R. e Sodroski, J. (1998) As glicoproteínas do envelope do HIV-I: fusogénios, antigénios e imunogénios. Science 280, 1884-1888 PMID 9632381

Zheng Yin, Alison Brown, Gwenda Hughes, Anthony NArdone, O.Noel Gill e Valerie 2014. VIH no Reino Unido, Relatório de 2014. Saúde Pública de Inglaterra; pág. 12.

Zheng, Y. H., Lovsin, N. e Peterlin, B. M. (2005) Newly identified host factors modulate HIV replication. Immunol Lett. 97, 225-234 PMID 15752562

APÊNDICE

QUESTIONÁRIO DE INVESTIGAÇÃO

Caro(a) Senhor(a),

Solicito o seu consentimento para participar num estudo intitulado **"Infeção aguda pelo VIH entre os doentes encaminhados para testes de deteção do parasita da malária no Estado de Oyo em algumas unidades de saúde"**. Os objectivos específicos do trabalho incluem:

- determinar a prevalência da infeção pelo VIH entre os pacientes suspeitos de terem malária em Ibadan e Saki;

- detetar e determinar a proporção de doentes seropositivos com infeção aguda; e

- Determinar a prevalência da co-infeção VIH-I e do parasita da malária (MP) entre os pacientes que procuram cuidados nos centros de saúde do Estado de Oyo, na Nigéria.

Trata-se de uma atividade de investigação e os dados obtidos serão estritamente confidenciais e destinados exclusivamente ao estudo.

NÚMERO DE SÉRIE NÚMERO DO HOSPITAL DATA

DADOS DEMOGRÁFICOS

1. Idade / Data de nascimento

2. Sexo Masculino ( ) Feminino ( )

3. Endereço residencial: ____

______

4. Nacionalidade: Nigeriano ( )   Outros ( )

5. Grupo étnico:Yoruba ( ) Hausa ( ) Igbo( ) Outros (especificar)( )

6. Tipo de família:Monogâmica( ) Poligâmica( ) HISTÓRIA MÉDICA E DIAGNÓSTICO

7. Já ouviu falar de infeção por VIH no passado? Sim() Não ( )

8. Temperatura no local:

9. Início da febre (em dias):

10. Período de hospitalização:

11. Outros sintomas/sinais clínicos: Dor de cabeça ( ) Corrimento nasal ( ) Espirros ( ) Vermelhidão dos olhos ( ) Dor no corpo ( ) Mal-estar ( ) Vômitos ( ) Diarreia ( ) Faringite ( ), Edema facial ( ) Sangramento pelos orifícios: Nariz ( ), Boca ( ), Ânus ( ), Convulsão ( ) Coma ( ) Erupção cutânea ( ).

FACTORES DE RISCO

12. Sabe qual é o seu estatuto de seropositivo? Sim( ) Não( )

13. Profissão: _______________________________

14. Localização residencial:

a. Zona antiga ( ) ou zona nova ( )

b. Densamente povoada( )Pouco povoada( ) Moderadamente povoada ( )

15. Dimensão da família (número de membros da família que vivem juntos):

16. Número de parceiros sexuais: Nenhum () Um ( ) Dois( ) Mais de dois ( )

17. Utiliza o preservativo durante a relação sexual? Sempre( )A maior parte das vezes( ) Algumas vezes () Nem sempre()

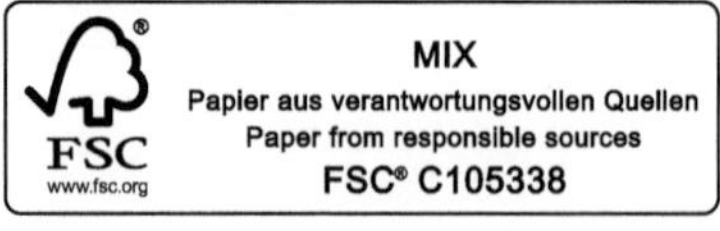

Printed by Books on Demand GmbH, Norderstedt / Germany